FORSCHUNGSBERICHTE DES LANDES NORDRHEIN-WESTFALEN

Nr. 2484

Herausgegeben im Auftrage des Ministerpräsidenten Heinz Kühn
vom Minister für Wissenschaft und Forschung Johannes Rau

Priv.-Doz. Dr. med. Gerd Kierfeld
Prof. Dr. med. Paul Mellin

Urologische Universitätsklinik und Poliklinik
des Klinikum der Gesamthochschule Essen
Direktor: Prof. Dr. med. Paul Mellin

Untersuchungen zur Nierenlangzeitkonservierung im Experiment am Miniaturschwein

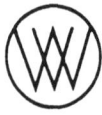

Springer Fachmedien Wiesbaden GmbH 1975

© 1975 by Springer Fachmedien Wiesbaden
Ursprünglich erschienen bei Westdeutscher Verlag GmbH, Opladen 1975
Gesamtherstellung: Westdeutscher Verlag

ISBN 978-3-531-02484-4   ISBN 978-3-663-19769-0 (eBook)
DOI 10.1007/978-3-663-19769-0

Inhalt

Vorwort	1
Einleitung	2
Fragestellung	3
Methodik	4
Ergebnisse	8
Diskussion	12
Arterieller renaler Gefäßwiderstand	12
Zusammensetzung der Perfusionslösung	14
Kriterien zur Beurteilung einer erfolgreichen maschinellen Perfusionskonservierung	16
Einfache Verfahren zur Nierenlangzeitkonservierung ..	17
Schlußfolgerungen	18
Zusammenfassung	18
Literaturverzeichnis	20
Anhang	25

Vorwort

Der vorliegende Bericht ist das Resultat eines Forschungsvorhabens, das dank der finanziellen Unterstützung des Landes Nordrhein-Westfalen, vertreten durch den Minister für Wissenschaft und Forschung und das Landesamt für Forschung, ermöglicht wurde. Die Ergebnisse des Beitrages zur Nierenkonservierung beziehen sich auf Versuche mit erheblichem technischen Aufwand, jeder dieser Versuche umfasste bis zu drei Operationen hoher Schwierigkeit. Alle Experimente mussten unter grossem Personalaufwand neben der klinischen Tätigkeit zu Ende gebracht werden. Von selbst versteht sich, dass die Resultate des im Jahre 1969 begonnenen Forschungsvorhabens mittlerweile in zahlreichen Fachzeitschriften publiziert oder auf Kongressen vorgetragen wurden, der Forschungsbericht soll somit nur eine zusammenfassende Übersicht des bisher Geleisteten geben.

Einleitung

Die Transplantationsforschung hat in den letzten 10 Jahren erstaunliche Fortschritte zu verzeichnen. Ein Ergebnis intensiver Anstrengungen im Bereich der klinischen Immunologie und verbesserter Operationstechniken. Etwas abseits standen jene Arbeitsgruppen, die versuchten, Probleme der <u>Organkonservierung</u> einer Lösung näher zu bringen. Je mehr die Transplantation menschlicher Leichennieren zur Routine in der klinischen Praxis wurde, desto offensichtlicher wurden die Forderungen nach <u>verbesserten Konservierungsverfahren</u>.Denn trotz geeigneter Spender muss auch heute häufig noch eine Nierentransplantation unterbleiben, wenn keine Möglichkeiten vorhanden sind, die Lebensfähigkeit des Transplantates für längere Zeit " ex corpore" zu erhalten. Notwendig ist eine Organkonservierung schon deshalb, um genügend Zeit zu gewinnen, aus einem Empfängerpool jenen Kranken herauszufinden, der nach der Gewebstestung für die Transplantation in Frage kommt, und diesen für die Transplantation vorzubereiten. Außerdem ermöglicht die Nierenkonservierung die aufeinanderfolgende Transplantation zweier Organe durch ein Operationsteam. Es erleichtert den organisatorischen Ablauf einer Transplantation erheblich, wenn der Eingriff nicht mehr durch die Todeszeit des Spenders von vornherein zeitlich fixiert ist. Diese Tatsachen waren der Anlass,uns seit 1969 mit der Nierenkonservierung experimentell zu beschäftigen.

Basis und Ausgangspunkt für jede Art einer Nierenkonservierung ist die sogenannte <u>primäre Schwerkraftperfusion</u> über das arterielle Gefäßsystem der Niere mit einer auf 0 bis $10^{o}C$ gekühlten Perfusionsflüssigkeit. Mit dieser Methode wird im Transplantat schnell die gewünschte "Kerntemperatur" erzielt und gleichzeitig das Eigenblut aus dem Organ gespült. Die bis heute experimentell und klinisch angewandten Verfahren zur Nierenkonservierung beruhen auf den Prinzipien der <u>Hypothermie, kontinuierlichen Organperfusion</u> und der Anwendung von <u>hyperbaren Gasen</u>. Die reine Oberflächenkühlung hat sich als Konservierungsmethode aus zwei Gründen nicht durchsetzen können: Eine Kühlung des "Nierenkerns" lässt sich nur langsam erzielen, das Senken der Kerntemperatur ist außerdem abhängig vom Organvolumen, und schließlich muß bei der Oberflächenkühlung eine langanhaltende Blutstase in Kauf genommen werden, die wiederum zur Thrombenbildung und Blutinkompatibilität mit dem späteren homologen Empfänger führen kann. Die einfache Kühllagerung der Niere nach der primären Schwerkraftperfusion bietet einen ausreichenden Schutz der vitalen Funktionen bis zu 6h. Unter bestimmten Voraussetzungen lassen sich mit dieser Methode - wie wir selbst zeigen konnten - jedoch auch Konservierungszeiten bis zu 24h erzielen. Konservierungen über 24h setzen in der Regel eine maschinelle Dauerperfusion des Organs voraus. Da hierbei das Perfusat mit Sauerstoff angereichert werden muss, und die Konservierung unter hypothermen Bedingungen erfolgen sollte, ist diese Methode mit einem komplizierten technischen Apparat verbunden. Die Perfusionskonservierung hängt von einer ganzen Reihe physikalischer Faktoren und biochemischer Abläufe ab, die zueinander in Einklang stehen müssen. Daher sind Fehlschläge bei diesem Verfahren häufiger zu erwarten.

Als Fernziel der Nierenkonservierung ist die Organbank zu sehen, die jedem prospektiven Transplantatempfänger zu jeder Zeit ein gewebsverträgliches vitales Organ liefern kann.

Fragestellung

Ziel unserer Untersuchungen war es, im Experiment nach Wegen zu suchen, mittels unterschiedlicher Verfahren Nieren für 24h und länger zu konservieren. Da die Versuche sich über eine Zeitspanne von mindestens 24h erstreckten, können sie mit Recht als <u>Nierenlangzeitkonservierungsversuche</u> bezeichnet werden. In einem ersten Versuchskomplex wurde die <u>Kombination von Hypothermie, kontinuierlicher Organperfusion und Sauerstoffüberdruckbehandlung</u> als Nierenkonservierungsverfahren getestet. Eine zweite Versuchsserie diente zur Erprobung der <u>Hypothermie mit und ohne Sauerstoffüberdruckbehandlung</u> als einfache praktikable

Methode zur Nierenkonservierung. Die Nieren sollten nach ihrer Reimplantation in der Lage sein, das Leben der Versuchstiere aufrechtzuerhalten. Die Versuche dienten gleichzeitig dazu, ein von uns entwickeltes Konservierungsgerät auf seine technische Eignung hin zu prüfen und uns Aufschlüsse über die noch offenen Fragen nach der am besten geeigneten Perfusionsflüssigkeit, Temperaturen während der Konservierung, Sauerstoffüberdruck und den geeignetsten Durchströmungsmengen der Niere zu geben. Anhand der während der Experimente gesammelten physikalisch-chemischen Daten sollte retrospektiv eine Aussage über den Vitalitätsverlust der Niere während der Konservierung gemacht werden können. Vorversuche waren notwendig, um die für die Experimente notwendigen Transplantationstechniken an der Tierspezies Miniaturschwein zu erarbeiten (G. Kierfeld, Habilitationsschrift 1971, G. Kierfeld et al 1973).

Methodik

Als Versuchstiere dienten 34 ausgewachsene, 10-30 kg schwere Miniaturschweine. Die Operation wurde nach Einleitung mit Ketamin in Halothan-Lachgas-Narkose vorgenommen. Die zur Konservierung vorgesehene Niere entfernten wir unter Mitnahme einer möglichst langen Strecke der V. und A. renalis und des proximalen Ureters. Nach der Konservierung wurde die Niere autolog in die kontralaterale Fossa iliaca reimplantiert (End-zu-End-Anastomose der A. renalis mit der A. iliaca communis, End-zu-Seit-Anastomose der V. renalis mit der V. iliaca communis, Ureterozystoneostomie unter Bildung eines submukösen Schleimhauttunnels, Abb.1). Während und nach Fertigstellung der Gefäßanastomosen infundierten wir 150-200 ml 20%ige Mannitlösung; auf eine temporäre Ureterschienung, Blasenkatheterismus und Wunddrainage verzichteten wir in allen Versuchen.

Konservierungsapparat

Die von uns in Zusammenarbeit mit der Firma Friedrich Krupp, GmbH, Essen, entwickelte Konservierungseinheit besteht im wesentlichen aus einem kühlbaren Überdruckkessel, der auf ein fahrbares Chassis montiert ist. Der Kessel hält Drucken bis zu 15 atü stand, er kann bis auf -5°C gekühlt werden. Im Inneren des Behälters lassen sich zwei

sterilisierbare Gestelle plazieren, die je eine als Perfusatreservoir
dienende Schale aufnehmen, über der auf einer perforierten, chromierten
Stahlplatte die isolierte Niere liegt und in die nach Durchströmung
des Organs das Perfusat fließt. Über je 4 druckdichte Verschlüsse auf
jeder Kesselseite besteht die Möglichkeit, zwei Nieren gleichzeitig
mit außerhalb des Druckbehälters stehenden Rollenpumpen pulsatorisch
zu perfundieren. Flowmesser und ein später nachträglich eingebautes
Differenzdruckmeßgerät geben zu jeder Zeit des Konservierungsvorganges
über die Durchströmungsmenge der Niere mit Perfusionslösung und den
jeweiligen Druck im arteriellen Gefäßschenkel der Versuchsanordnung
Aufschluß (Abb.2, G. Kierfeld 1971).

1. Versuchsserie (Versuch 1-5)

Nach der Organentnahme wurde die Niere nach dem Prinzip der Schwerkraftperfusion mit einer auf 5°C gekühlten Ringer-Lactat-Lösung, die mit Natriumbicarbonat auf einen pH-Wert von 7,2 eingestellt war und lo ooo E Heparin/l enthielt, so lange über die Nierenarterie durchspült, bis der venöse Ausfluß klar und makroskopisch blutfrei erschien. Anschließend wurde die Niere bei Temperaturen von 5-8,5°C pulsatorisch mit der Perfusionslösung Nr. 1 durchspült. Dieses Perfusat setzte sich zur einen Hälfte aus niedermolekularem Dextran (Rheomacrodex^R) und zur anderen aus Ringer-Lactat (Natrium 141, Kalium 4, Calcium 3, Magnesium 2, Chlor 112 und Lactat 28 mval/l) zusammen. Die Perfusionsmenge betrug 5o ml/min. Um Anhaltspunkte für die während der Konservierung von der Niere produzierte Flüssigkeit zu haben, wurde der Ureter kanüliert und das Filtrat gesondert gesammelt. Bei zwei Versuchen (Versuch 1 und 2) über 72 und 96h verzichteten wir auf die Reimplantation und auf einen Sauerstoffüberdruck. Drei Nieren (Versuch 3-5) wurden unter Verwendung von 5 atü O_2 24 bzw. 48h konserviert und anschließend reimplantiert. Die Nephrektomie des kontralateralen Organs erfolgte in gleicher Sitzung mit der Reimplantation. Die Sauerstoffdekompressionszeiten lagen zwischen 3 und 5h. Folgende Untersuchungen wurden vorgenommen: Bestimmung des Nierengewichtes, der Perfusatzusammensetzung vor und nach der Konservierung (Natrium,Kalium,Chlor,Calcium,LDH,GOT), Messung der von der Niere ausgeschiedenen Ultrafiltratvolumina und Bestimmung deren Zusammensetzung (Natrium,Kalium,Calcium,LDH,GOT,Kreatinin). Während der ersten beiden Versuche wurde der Druck im arteriellen System der Versuchsanordnung kontinuierlich gemessen (Tab.I und II, Abb. 3).

2. Versuchsserie (Versuch 6-15)

Die primäre Nierenperfusion nach der Organentnahme unterschied sich nicht von der ersten Versuchsserie. Für die maschinelle Dauerperfusion verwandten wir die Lösung Nr.2; sie setzte sich aus folgenden Komponenten zusammen: 1oo-12o ml autologes Plasma (8-14 Tage vor dem Experiment durch Punktion der Vena cava gewonnen), 125 ml Ringer-Lactat-Lösung, 125 ml niedermolekulares Dextran. Dem Perfusat wurden 3 ml Calcium (Calcium Sandoz^R), 16o mg Prednisolon (Urbason^R), 1 g Ampicillin (Binotal^R) und 2o ooo E Heparin (Liquemin^R) zugesetzt. Die vor dem Versuch fertiggestellte Lösung ließen wir 2mal in gekühltem Zustand ein steriles Filter passieren (Porenmesser 5-1o μm). Der pH-Wert der gekühlten Lösung wurde auf Werte zwischen 7,2 und 7,5 eingestellt, die Osmolalität der Lösung entsprach der des Schweineserums (31o-32o mosm/kg). Das von der Niere während der Konservierung produzierte Ultrafiltrat wurde im Gegensatz zur ersten Serie in den Perfusatkreislauf zurückgeleitet, um sein Leerlaufen zu verhindern. Die Konservierungsdauer betrug 24h. 3 Nieren wurden nicht reimplantiert, da zugunsten der kontinuierlichen Druckmessung aus technischen Gründen auf eine O_2-Überdruckbehandlung verzichtet werden mußte (Versuch 1o,12 und 15). Alle übrigen Transplantate wurden nach der Konservierung dem Spendertier reimplantiert, wobei gleichzeitig die kontralaterale Niere entfernt wurde. Wie bei der ersten Versuchsserie bestimmten wir vor und nach der Konservierung das Nierengewicht und die Zusammensetzung des Perfusates. Die Durchströmungsmenge der Niere unterschied sich gegenüber der ersten Versuchsserie. Während drei Experimenten (Versuch 6-8) wurden die Nieren mit 5o ml/min durchströmt, bei den weiteren Versuchen reduzierten wir die Flowrate auf 6oo bis 2oo ml/h (Versuch 9-12), 3 Nieren wurden lediglich intermittierend zu Anfang, in der Mitte und am Ende der Konservierung jeweils für 4h perfundiert (Flowrate 2oo und 6oo ml/h Versuch 13-15, sh. Tab. I und II).

3. Versuchsserie (Versuch 16-2o)

In dieser Versuchsserie benutzten wir zur primären Schwerkraftperfusion eine kaliumhaltige, hypertone Glukoselösung, die nach einem Vorschlag von Collins et al. 1969 Zusätze von Natriumbicarbonat, Procain, Heparin, Phenoxybenzamin und Magnesiumsulfat enthielt (KH_2PO_4 x 2,o5; K_2HPO_4 x 3 H_2O x 9,7; KCL x 1,1o; $NaHCO_3$ x o,84; Procain-HCL x o,1o; Glukose 25; Magnesiumsulfat $MGSO_4$ x 7 H_2O x 7,38 g/l; 1o mg Phenoxybenzamin und 5 ooo E Heparin/l). Die maschinelle Langzeitperfusion erfolgte mit der Lösung Nr. 3, die aus homologem Plasma mit Zusätzen von Glukose, Insulin, Ampicillin und Prednisolon bestand (25 g Glukose, 4 g Ampicillin, 1oo mg Prednisolon, 8o E Altinsulin/l Plasma). Das Plasma stammte von einem Spendertier, war mit dem gebräuchlichen ACD-Stabilisator USP (22 g Natriumcitricum x 1 H_2O; 8 g Acid.citr. x H_2O, 24,5 g Sacch.amy.lac. x H_2O; Aqua dest.ad 1 ooo ml; Verwandt wurden 1o ml des Stabilisators auf 1oo ml Plasma) versetzt worden und wurde vor Gebrauch tiefgekühlt (-15°C) gelagert. Die fertige hyperosmolare Lösung (Osmolalität ca. 4oo mosm/kg) passierte gekühlt ein millipores Filter (Porendurchmesser 5 bis 1o um). Die Nierentemperatur variierte während der Konservierung zwischen 2 und 3°C, die Flowrate betrug bei allen Versuchen 6oo ml/h. Beim ersten Versuch über 72h wurde auf eine O_2-Überdruckbehandlung und Reimplantation verzichtet, dafür aber der Druck im arteriellen Teil des Perfusionssystems kontinuierlich gemessen (Versuch 16). Drei Nieren wurden nach 24h Konservierungsdauer (Versuch 17-19), eine Niere nach 48stündiger Konservierung reimplantiert (Versuch 2o). Während bei den Versuchen 17-19 beide Nieren in gleicher Sitzung entfernt wurden, so daß die Tiere bis zum Empfang des konservierten Organs nierenlos lebten, exstirpierten wir bei dem Versuch Nr. 2o die Schwesterniere erst 6 Wochen nach der Reimplantation. Analog den ersten beiden Versuchsserien bestimmten wir das Nierengewicht vor und nach der Konservierung, die biochemische Untersuchung des Perfusates erfolgte wie bei der zweiten Versuchsserie (Tab.I und II G. Kierfeld et al 1971).

In den folgenden drei Versuchsserien wurde im Gegensatz zu den vorausgegangenen auf eine maschinelle Dauerperfusion während der Konservierung verzichtet. Alle Nieren wurden nach der Entnahme mit einer auf o bis 2°C gekühlt hyperosmolaren-Lösung perfundiert. Sie enthielt im Gegensatz zu der von Collins (1969) angegebenen Lösung keine Zusätze von Heparin und Phenoxybenzamin. Da es das Ziel dieser Untersuchungsserie war, nach einfachen, technisch leicht durchzuführenden Verfahren zur Nierenkonservierung zu suchen, wurden die Nieren nach der primären Schwerkraftperfusion lediglich bei 2°C gekühlt und/oder einem Sauerstoffüberdruck ausgesetzt. Das kontralaterale Organ wurde entfernt

und die funktionelle Leistung des Konservates an den Werten des
Harnstoff-N, des Kreatinin, der Serumelektrolyte, der ausgeschiedenen
24h Harnmengen und der Zunahme des Nierengewichtes gemessen.

4. Versuchsserie (Versuch 21-24)

Die Nieren wurden nach der primären Perfusion für 24h auf $2°C$ gekühlt
und 5 Atmosphären Sauerstoffüberdruck ausgesetzt. Die kontralaterale
Niere wurde simultan zum Zeitpunkt der Implantation der konservierten
Niere entfernt.

5. Versuchsserie (25-28)

Im Gegensatz zur vierten Versuchsserie wurde auf eine Sauerstoffüberdruckbehandlung verzichtet. Die kontralaterale Niere wurde wie in der
vierten Serie simultan mit Implantation der konservierten Niere exstirpiert.

6. Versuchsserie (Versuch 29-34)

In dieser Serie wurde die Konservierungszeit von 24h auf 48h verlängert.
Für 24h wurde die Niere nach der Primärperfusion auf $2°C$ gekühlt und
mit 5 Atmosphären Sauerstoffüberdruck behandelt, anschließend erneut
wie zuvor perfundiert und für weitere 24h lediglich bei $2°C$ in der
Konservierungseinheit aufbewahrt. In dieser Gruppe wurde die verbleibende zweite Niere erst 3 Wochen nach der Transplantation entfernt
(Abb.4).

Ergebnisse

1. Versuchsserie (Versuch 1-5)

3 von 5 konservierten Nieren wurden dem Empfängertier reimplantiert,
alle 3 Transplantate gingen an den Folgen einer arteriellen Gefäßthrombose zugrunde. Während des eigentlichen Konservierungsvorganges erfuhren die Nieren eine durchschnittliche Gewichtszunahme von 61%. Von
den insgesamt 5 Versuchen wurden die ersten beiden bis zu 96h dauernden
Experimenten ohne Anwendung des Überdruckverfahrens und ohne Reimplantation der Niere durchgeführt. Bei beiden Versuchen wurde der Druck im

zuführenden Schenkel des Perfusionskreislaufes kontinuierlich gemessen. Die Druckkurven zeigten bei einer renalen Perfusatdurchflußmenge von 54 ml/min nach einem anfänglichen Abfall des arteriellen Widerstandes innerhalb der ersten 4h einen stetigen Druckanstieg. Nach 72stündiger Perfusion wurden arterielle Drucke von über 180 mm Hg gemessen, auch wenn die Flowrate auf 14 ml/min reduziert wurde. Der Gehalt an Natrium- und Chlorionen im Perfusat, dessen Gesamtmenge zu Versuchsbeginn zirka 1 500 ml betrug, differierte nur wenig, während der Kaliumgehalt in allen 5 Versuchen leicht abstieg. Zu jeder Zeit während des Konservierungsvorganges produzierten die Nieren via Ureter ein Ultrafiltrat, die durchschnittliche Ausscheidungsmenge betrug 410 ml/24h. Die Menge der in der Zeiteinheit ausgeschiedenen Filtratvolumina war direkt abhängig von der Höhe des Druckes im arteriellen System (Abb.3). Der Gehalt an Natrium, Chlor, Kalzium und Kalium der von der Niere ausgeschiedenen Flüssigkeit war ungefähr gleich dem des Perfusates. Wir beobachteten einen Abstieg der Perfusatglutamatoxalazetattransaminase und -lactatdehydrogenase (Tab. I und II).

2. Versuchsserie (Versuch 6-15)

Wie in der ersten Versuchsserie wurden 3 Nieren unter hypothermen Bedingungen, jedoch ohne Überdruckbehandlung und ohne Reimplantationsversuch mit unterschiedlichen Flowraten mit dem Perfusat 2 durchströmt (Versuch 10,12,15). Auch bei geringen Durchflußmengen von 200 und 720 ml/h beobachteten wir nach einem anfänglichen Abfall der Druckwerte innerhalb der ersten Stunden einen kontinuierlichen Druckanstieg, der nach 24h über 180 mm Hg lag. Erfolgte die Perfusion intermittierend, erreichten die Drucke nur wenig mehr als 30 mm (Abb.5). Der Gehalt des Perfusates (Gesamtmenge zirka 370 mm) an Natrium-Chlor-und Kalziumionen änderte sich während aller Versuche nur unwesentlich. Auch in dieser Versuchsserie beobachteten wir einen Anstieg des Kaliumspiegels, der GOT (bis zu 172 mEq/ml) und der LDH (bis zu 504 mEq/ml). Vor der Konservierung wogen die Transplantate durchschnittlich 45,5 g und hatten nach 24h 21,4 g (48%) an Gewicht zugenommen. Die ersten drei Nieren dieser Versuchsserie (Versuch 6-8), die mit Flowraten von 54 ml/min durchströmt wurden, erfuhren eine Gewichtszunahme von 76%, während alle übrigen Versuche (Versuch 9-15), die nur mit kleineren Mengen bzw. intermittierend perfundiert wurden, nur im durchschnittlich 31% schwerer

wurden. 7 Nieren, die neben der Hypothermie und der kontinuierlichen
Perfusion mit 5 atü Sauerstoffdruck behandelt wurden, reimplantierten
wir nach 24stündiger Konservierung dem Spendertier (Versuch 6-9,11,13,
14). Ein Tier starb am ersten postoperativen Tag an einer Nachblutung
(Versuch 7), ein weiteres an einer venösen Thrombose der Transplantat-
gefäße (Versuch 8), 4 Tiere kamen an den Folgen einer arteriellen
Thrombosierung der Nierengefäße ad exitum (Versuch 6,9,11,14). Ein Versuchsstier, dessen Niere intermittierend perfundiert wurde, lebte mit
dem Autotransplantat 62 Tage (Versuch 13). 18 Tage nach der Transplantation hatten sich seine harnpflichtigen Substanzen weitgehend norma-
lisiert (Harnstoff-N 34, Kreatinin 1,1 mg%), im Infusionsurogramm wurde
das Kontrastmittel durch die Niere zeitgerecht ausgeschieden. Das Tier
starb an den Folgen einer sekundären narbigen Stenosierung im Bereich
der arteriellen Gefäßanastomose (Tab. I und II).

3. Versuchsserie (Versuch 16-2o)

4 Nieren dieser Versuchsserie wurden einem Sauerstoffüberdruck von
5 atü bei Temperaturen von 2 bis 3°C ausgesetzt. Die maschinelle Organperfusion erfolgte mit der Perfusionslösung Nr.3. Die Konservierungszeiten betrugen bei 3 Nieren (Versuch 17-19) 24h, für eine Niere (Versuch 2o) 48h. Bei einer Niere (Versuch 16) wurde auf die Reimplantation verzichtet und lediglich Durchströmungsversuche über 72h am isolierten Organ vorgenommen. Unter einer Durchflußmenge von 7oo ml/h
ließ sich während der gesamten Versuchsdauer kein Druckanstieg im arteriellen Gefäßsystem erkennen, der arterielle Gefäßdruck überschritt
während des Experimentes nicht den Ausgangswert von 1o mg Hg. Angio-
graphisch stellte sich nach 72h ein völlig intakter arterieller Gefäßbaum dar (Abb. 6). Die Natriumkonzentration des Perfusates, dessen
Gesamtmenge zirka 25o ml betrug, nahm bei einem Ausgangswert von 127
um zirka 25 mval/l ab. Der Kaliumspiegel stieg von 5,8 um durchschnittlich 31 und erreichte Werte von 35 mval/l, während die GOT nicht mehr
als maximal 76 und die LDH nicht mehr als 3o mFq/ml anstieg. Auffällig
war die nur geringe durchschnittliche Zunahme der Nierengewichte
während der Konservierung (3,3%). Alle 4 reimplantierten Transplantate
begannen mit der Harnproduktion innerhalb der ersten 15 min nach Fertigstellung der Gefäßanastomosen. Ein Versuchsstier starb am 5.post-
operativen Tag an einem Dünndarmileus (Versuch 18), ein Tier ging an

einer Harnstauungsniere infolge einer Harnleiterstenosierung im
Bereich der Blasen-Ureter-Anastomose am 26.Tag nach dem Eingriff
zugrunde (Versuch 17). Zwei Tiere mit Konservierungszeiten von 24h
(Versuch 19) und 48h (Versuch 2o) lebten über ein Jahr mit funktions-
tüchtigen Transplantaten.

In den folgenden drei Versuchsserien mußte wegen der Einfachheit der
Konservierungsmethode auf eine Reihe von physikalisch chemischen Para-
meternverzichtet werden, die bei der Perfusionskonservierung der ersten
Versuchsgruppen zur Verfügung standen. Als Kriterien für einen erfolgreichen Versuch wurden die Harnausscheidung, die Höhe der harnpflichtigen Substanzen und das Überleben der Tiere angesehen.

4. Versuchsserie (Versuch 21-24)

4 Wochen nach der Konservierung betrugen bei den Versuchstieren, die
alle den Versuch überlebten, die Werte für Harnstoff-N 15,5 und die
für Kreatinin 1,3 mg%. Die 24h-Harnausscheidung lag bei 5 5oo ml.
Während einer 6monatigen Beobachtungsdauer erfuhren die konservierten
Nieren eine kompensatorische Gewichtszunahme von 13o%.

5. Versuchsserie (Versuch 25-28)

3 Wochen nach Reimplantation der konservierten Niere und nach Entfernung des kontralateralen Organes wurde ein durchschnittlicher Harnstoff-N von 22 und ein Kreatininwert von 1,4 mg% gemessen. Die 24h
Harnausscheidung lag bei 3 4oo ml. Innerhalb von 6 Monaten erfuhren
die Transplantate eine kompensatorische Gewichtszunahme von 1o3%.
Alle Tiere überlebten den Versuch.

6. Versuchsserie (Versuch 29-34)

In der dritten Versuchsgruppe betrug die Konservierungszeit 48h, wegen
der erschwerten Versuchsbedingungen wurde die kontralaterale Niere
erst drei Wochen nach Reimplantation des Konservates entfernt. Drei
Wochen nach Entfernung der kontralateralen Niere lagen in dieser Gruppe
die harnpflichtigen Substanzen bei 61 mg% Harnstoff-N und 3,8 mg% Kreatinin. 24h-Harnausscheidung lag bei durchschnittlich 3 4oo ml.In dieser
Gruppe nahmen die Nierengewichte innerhalb von 6 Monaten lediglich um
18% zu.(Tab. III). Auch hier überlebten alle Tiere.

Diskussion

Gegenüber der Oberflächenhypothermie ist die maschinelle Perfusionskonservierung unter Verwendung von hyperbarem Sauerstoff ein technisch aufwendiges Verfahren. Es muss mit einer ganzen Reihe von physikalischen und chemischen Parametern gearbeitet werden, die sich gegenseitig beeinflussen können (Temperatur während der Konservierung, Höhe des Sauerstoffüberdruckes, Zusammensetzung des Perfusates, physikalische Eigenschaften des zur Perfusion benutzten maschinellen Pumpensystems, Höhe der Flowrate). Eine erfolgreiche Perfusionskonservierung kann erst dann erwartet werden, wenn alle empirisch gefundenen Parameter optimal aufeinander abgestimmt sind. <u>Über das Gelingen des Konservierungsversuches entscheidet die Funktion der reimplantierten Niere.</u> Die Ursachen der Misserfolge lassen sich nachträglich deduktiv aus der Gegenüberstellung der physikalischen und biochemischen Daten der missglückten mit den erfolgreichen Versuchsserien eruieren. Wie wir anhand der letzten Versuchsserien zeigen konnten, ist in bestimmten Fällen, nämlich dann, wenn die Konservierungszeit von 24h nicht wesentlich überschritten wird, mit der einfachen Hypothermie ein ausreichender Konservierungsschutz möglich. Im folgenden soll kurz zu einigen Problemen der Perfusionskonservierung Stellung genommen werden.

Arterieller renaler Gefäßwiderstand.

Schon wenige Stunden nach einer Perfusionskonservierung kommt es zu einem Anstieg des arteriellen Gefäßwiderstandes in der isolierten Niere. Dieser Widerstand kann bei hohen Flowraten zur Gefäßrupturierungen führen und die periphere Organdurchströmung unterbrechen (Stevens et al 1966; Kane und Edwards, 1966; Paquet und Vahlensieck, 1967). Die Höhe des zunehmenden renalen Gefäßwiderstandes hängt von der Konservierungstemperatur und der Zusammensetzung des Perfusates ab. Perfusate, die Blut enthalten, können auf mechanischem Wege zu einer Erhöhung des Gefäßdruckes führen. Hauptsächlich scheinen hier miteinander verklebende Thrombozyten und die Sludge-Bildung der Erythrozyten eine Rolle zu spielen (Humphries, 1967). Mit abnehmender Temperatur wird dieser Vorgang infolge erhöhter Gefäßviskosität noch beschleunigt (Dempster et al. 1964; Steyn et al. 1966). Diskutiert wird auch eine mögliche Gefäßkompression durch Ödembildung in der Niere, die während des Perfusionsvorganges in zunehmendem Maße auftreten kann. Wahrscheinlich verursacht auch die Freisetzung von vasokonstriktiven Substanzen (Katecholamine) eine Erhöhung des peripheren Gefäßwiderstandes (Anderson, 1966; Cassie et al. 1959; Humphries et al. 1964; Humphries 1967; Kane et al. 1966). Neuere Untersuchungen haben bestätigt, dass die Ödembildung der Niere als Folge einer trüben Schwellung der Tubuluszellen nach vorangegangener Membranschädigung anzusehen ist (Sacks et al. 1973).

Die Zunahme des arteriellen Gefäßwiderstandes während der Perfusion lässt sich durch bestimmte Maßnahmen über 24 bis 48h in erträglichen Grenzen halten. Wird für die Perfusion eine erythrozytenhaltige Lösung verwandt, so kann die Hämolyse weitgehend reduziert werden, wenn für die mechanische Aufrechterhaltung des Flows Rollenpumpen Anwendung finden. Zur Vermeidung von Sludge-Bildung der Erythrozyten wird empfohlen, das Blut zu heparinisieren und mit niedrmolekularem Dextran zu verdünnen (Hitchcock et al. 1964). Um den renalen Widerstand zu senken, wurden dem Perfusat auch vasodilatatorische Substanzen (Dibenzylene, Paparverin, Procain, Euphyllin, Complamin, Kohlendioxyd) zugesetzt und extrem niedrige Flowraten angewandt (Ackermann und Barnard, 1966; Dempster et al, 1964; Humphries 1967; Parsons, 1963; Paquet und Vahlensieck, 1967; Simso, 1963; Starzl et al., 1964; Steyn et al. 1966; Telander 1962). Entscheidenden Auftrieb fand die Perfusionskonservierung durch die Anwendung von hyperosmolaren Lösungen, die zu einem wesentlich geringeren arteriellen Gefäßwiderstand führen (Steyn et al. 1966; Vahlensieck et al. 1966; Belzer et al. 1967). Sehr wahrscheinlich treten im Gefolge von trüben Schwellungen der Tubuszellen mit einem Ödem der Niere und zunehmendem arteriellen Gefäßwiderstand schwere Läsionen am Gefäßendothel auf, die über ein "renal vascular shutdown" zu einer Minderversorgung des Organes im Bereich der Peripherie mit Perfusionslösung führen und damit das Transplantat irreversibel schädigen und für eine Reimplantation unbrauchbar machen.

Wir konnten anhand von Perfusionsstudien nachweisen, dass unter hypothermen Bedingungen der arterielle Druck im isolierten Organ während der maschinellen Dauerperfusion in erster Linie von der Durchströmungsrate der Niere und der Perfusatzusammensetzung abhängig ist. Nach einem anfänglichen Druckabfall beobachteten wir einen kontinuierlichen Druckanstieg, wenn die isolierte Niere mit relativ hohen Flowraten (50 ml/min) perfundiert wurde und eine dextranhaltige Elektrolytlösung

zur Anwendung kam (Perfusionslösung Nr.1, niedermolekulares Dextran
und Ringer-Lactat). Nach einer 24stündigen Konservierungszeit wurden
Werte von 160 mmHg gemessen. Weder die Reduzierung der Durchflußmengen
auf 720 bzw. 200 ml/h noch die Verwendung eines Perfusates mit Zusätzen
aus homologem Plasma (Perfusionslösung 2) ließen einen günstigen Einfluß auf den arteriellen Gefäßwiderstand erkennen. Erst mit Hilfe der
intermittierenden Perfusion unter Anwendung von extrem niedrigen Flowraten(200 ml/h) ließ sich ein Druckanstieg verhindern. Eine ideale
Druckkurve erhielten wir bei Verwendung einer hyperosmolaren Perfusionslösung aus homologem Plasma (Perfusionslösung 3) und der Durchströmung
der isolierten Niere mit Flowraten von 700 ml/h. Auch nach 72h war bei
dieser Versuchsanordnung kein arterieller Druckanstieg erkennbar, die
Niere zeigte im Angiogramm einen völlig intakten Gefäßbaum (Abb. 6).

Zusammensetzung der Perfusionslösung

Für den Erfolg der Perfusionskonservierung ist die Zusammensetzung der
Perfusionslösung von entscheidender Bedeutung. Im Idealfall erfüllt die
Perfusion den gleichen Zweck wie die Durchblutung; Sie versorgt das
Organ mit Sauerstoff und garantiert den Abtransport von Stoffwechselprodukten. Da die ideale Zusammensetzung einer Lösung für die Dauerperfusion nicht bekannt ist, experimentiert fast jede Arbeitsgruppe,
die sich mit der Organkonservierung beschäftigt, mit nach eigenen
Erfahrungen zusammengesetzten Perfusaten. Organische und erythrozytenhaltige Lösungen sind sicherlich für die Dauerperfusion wenig geeignet.
Bei den erythrozytenhaltigen Perfusaten besteht die Gefahr der Sludge-
und Thrombenbildung und bei länger dauernder Konservierung die der Hämolyse durch den mechanischen Pumpenvorgang. Anorganische Lösung, denen
niedermolekulares Dextran zugesetzt wird, scheinen nach unserer Erfahrung zu einer Schädigung des Gefäßendothels zu führen und begünstigen
damit einen arteriellen Druckanstieg während der Dauerperfusion.

Seit 1967 finden für die Langzeitkonservierung immer häufiger Perfusate
Anwendung, die aus verdünntem homologen Plasma oder Serum bestehen
(Belzer et al. 1967, 1968; Rudolf und Mandel, 1967; Olsson et al 1970;
Dreikorn, 1973). Heparin, das dem Perfusat für die Dauerdurchströmung
hinzugesetzt werden soll, verhindert die intravasale Gerinnung, unabhängig davon, ob eine erythrozytenhaltige Lösung verwandt wird oder

nicht, da doch häufig auch bei Verwendung azellulärer Perfusate im
Organ noch Restblut vorhanden ist. Von Wichtigkeit scheint auch ein
konstanter pH-Wert der Lösung, der dem Serumwert in vivo zu entsprechen
hat. Da bei Langzeitkonservierung immer die Gefahr der bakteriellen
Kontamination besteht, führen wir jede maschinelle Perfusion unter dem
Schutz eines Antibiotikum durch. Plasmahaltige Perfusate sollten vor
Gebrauch in gekühltem Zustand gefiltert werden, um die in der Kälte
ausfallenden Präzipitate zu eliminieren.

Nach den enttäuschenden Versuchen mit dextranhaltigen Elektrolytlösungen konnten wir uns von den günstigen Eigenschaften homologer, hyperosmolarer Plasmaperfusate (Perfusionslösung Nr.3) überzeugen. Dabei
ist aber darauf zu achten, dass mit der eigentlichen Langzeitperfusion
erst begonnen werden sollte, wenn mit Hilfe einer Kurzinfusion das
Eigenblut aus dem Gefäßsystem des frisch entnommenen Organs gespült
wurde. Die dazu verwandte Perfusionslösung sollte gekühlt sein, um über
das arterielle Gefäßsystem der Niere möglichst schnell die gewünschte
Kerntemperatur zu erzielen. Bei unseren Versuchen hat sich zu diesem
Zwecke eine Lösung bewährt, die im Überschuss Kaliumionen enthält
(Collins et al. 1969). Da ein Teil dieser Lösung im Gefäßsystem dieser
Niere verbleibt, steigt der Kaliumspiegel im Plasma, das für die
maschinelle Langzeitperfusion benutzt wird. Während ein Kaliumverlust
zur Ödembildung und zur Schädigung der Zellmembranpermeabilität führen
kann, scheinen auch extrem hohe Kaliumperfusatspiegel keine schädigenden Eigenschaften zu besitzen. Perfusate, die zur Langzeitkonservierung bestimmt sind, müssen mit Sauerstoff angereichert werden. Dazu
eignet sich entweder ein Oxygenator oder man setzt, wie in unseren
Versuchen, die Flüssigkeit einem Sauerstoffüberdruck aus. Bei dem
Überdruckverfahren besteht zusätzlich ein Diffusionseffekt. So kann
das Gas bei zirka 7 atü 1 cm in das Nierenparenchym eindringen und die
Nierenrinde ausreichend mit Sauerstoff versorgen. Für sich allein angewandt besitzt die Sauerstoffüberdruckmethode jedoch keinen ausreichenden
Konservierungsschutz (Ackermann und Barnard 1966; Ladaga et al. 1966;
Rudolf und Mandel, 1967). Das von uns angewandte Verfahren, die Niere
zu kühlen, gleichzeitig zu perfundieren und einem Sauerstoffüberdruck
auszusetzen, setzt einen entsprechend technisch aufwendigen Apparat
voraus. Von einigen Autoren wurden nach diesem Verfahren in vitro Versuche an Hundenieren durchgeführt (Anderson 1966; Husemann 1969;

Idriss 1967; Wessel et al. 1967), wobei aber Aussagen über die funktionelle Leistung des nach der Konservierung reimplantierten Organs fehlen. Lediglich Ackermann und Barnard 1966, Herrmann et al. 1970 und Brettschneider et al. 1968 gelang es, mit dieser Methode Nieren und Lebern von Hunden zu konservieren und erfolgreich zu reimplantieren.

Kriterien zur Beurteilung einer erfolgreichen maschinellen Perfusionskonservierung.

Letzten Endes entscheidet über den Erfolg einer Konservierungsmethode die funktionelle Leistung reimplantierten Organs. Die während des eigentlichen Konservierungsvorganges gesammelten Daten über die physikalisch-chemischen Vorgänge (Veränderung des Nierengewichtes, der Größe des arteriellen Gefäßwiderstandes während der Perfusion, des pH-Wertes im Perfusat, des Urinminutenvolumens) und die Erfassung enzymatischer Vorgänge können Hinweise für eine erfolgreiche oder erfolglose Präservation sein. Ein entscheidenes Kriterium ist sicherlich der arterielle Gefäßwiderstand, der mit der während der Konservierung häufig beobachteten Ödembildung und Gewichtszunahme des Transplantates einhergeht. Bei allen Versuchen, die einen hohen arteriellen Gefäßwiderstand aufwiesen, (1. und ein Teil der 2. Versuchsserie) kam es zu einem durchschnittlichen Gewichtsanstieg der Transplantate von über 60%. Keine der reimplantierten Nieren zeigte eine Funktion. Eine erfolgreiche Reimplantation gelang uns erst, wenn die durchschnittliche Gewichtszunahme nicht über 30% lagen (einige Versuche der 2.Serie) oder das Ausgangsgewicht nur leicht überschritten wurde (3.Versuchsserie). Ungünstig auf die Vitalität des Transplantates wirkt sich auch ein hoher Kaliumverlust während der Perfusion aus. Einem unphysiologisch hohen Kaliumspiegel, wie wir ihn bei unserer 3. Versuchsserie beobachteten, kann hingegen kein schädlicher Einfluß zugeschrieben werden. Die Natrium, Calcium-und Chlorionenkonzentration der Perfusate ist von untergeordneter Bedeutung. Die besten Konservierungsergebnisse wurden mit Perfusaten erzielt, die einen dem Schweineserum entsprechenden Natrium-, jedoch einen extrem niedrigen Chlorspiegel aufwiesen. Sicherlich ist die Menge des während der Konservierung produzierten Filtrates kein Indiz für die Vitalität des Organs, sie hängt eher von der Höhe des arteriellen Widerstandes ab.

Wichtig erscheint die Beobachtung, daß der Erfolg der Organkonservierung mit der Höhe des Anstieges der Glutamatoxalazetattransaminase (GOT) und der Lactatdehydrogenase (LDH) zu korrelieren scheint. Bei der 1.und 2. Versuchsserie kam es während der Konservierung zu einem wesentlich höheren Anstieg der GOT und LDH als bei der 3.erfolgreichen Serie. Einen vom Erfolg der Konservierung abhängigen LDH-Anstieg im Perfusat konnten auch Belzer et al. 1968, Herrmann et al. 1970 und Olsson et al. 1970 nachweisen. Ein weiteres Kriterium für eine erfolgreiche Konservierung ist der röntgenologisch nachzuweisende intakte Gefäßbaum nach einer maschinellen Langzeitkonservierung (Dreikorn,1972)

Einfache Verfahren zur Nierenlangzeitkonservierung

Im Experiment bewährte sich die maschinelle hypotherme Dauerperfusion unter hyperbarem Sauerstoff als geeignete Konservierungsmethode für eine Zeitspanne von 24h und länger. Dieser Methode sind infolge des dazu notwendigen apparativen Aufwandes Grenzen gesetzt. Ziel dreier weiterer Versuchsserien war es daher, nach einfachen, technisch leicht durchführbaren Verfahren zu suchen, die einen ausreichenden Konservierungsschutz bis zu 24h oder auch darüberhinaus gewähren. Die Versuche basieren auf den experimentellen Beobachtungen von Collins et al. 1969, denen es gelang, Hundenieren nach primärer Schwerkraftperfusion durch einfache Kühllagerung für 24h ohne wesentlichen Vitalitätsverlust zu konservieren. Diese Experimente gelangen erst, als zur Primärperfusion hyperkalämische, hyperosmolare Lösungen verwandt wurden (Watkins et al. 1971, Sacks et al. 1973, Hartley et al. 1971, Tanaka et al. 1971). Anhand unserer Ergebnisse (4.bis 6.Versuchsserie) konnten wir nachweisen, daß nach Primärperfusion und anschließender Hypothermie mit oder ohne Sauerstoffüberdruck erstaunlich gute Konservierungsergebnisse erzielbar sind, wenn die Präservationsdauer um 24h nicht wesentlich überschritten wird. Zur Perfusion verwandten wir eine Lösung, die keine Zusätze von Heparin und Phenoxybenzamin enthielt. Damit wurde der Beweis erbracht, daß im Rahmen von Konservierungen eine Perfusionslösung nicht unbedingt Heparin enthalten muß. Das gleiche gilt für Phenoxybenzamin. Wenn 3 Wochen nach den Konservierungsversuchen die harnpflichtigen Substanzen im Serum der Versuchstiere fast normal waren (Harnstoff-N 15-22, Kreatinin 1,3 - 1,4 mg%), so lässt dies den Schluß zu, daß für eine kurzzeitige Konservierungsdauer bis zu 12h auf die komplizierte Dauerperfusion zugunsten der einfachen Hypothermiekonservierung verzichtet werden kann (Kierfeld, 1973, Wortberg et al, 1974).

Schlußfolgerungen

Aus den experimentellen Untersuchungen ergeben sich für die klinische Praxis folgende Gesichtspunkte: Eine Nierentransplantation sollte heute nur noch in Kombination mit einer brauchbaren Konservierungsmethode durchgeführt werden. Denn nur die Nierenkonservierung gestattet es, ohne großen organisatorischen Aufwand nach dem Tod des Spenders den Zeitpunkt der Transplantation zu verschieben und das kontralaterale Organ des Spenders einem 2. Empfänger zugänglich zu machen. Bei Konservierungen bis zu 12h kann auf technisch einfach durchzuführende Methoden zurückgegriffen werden. Die Niere wird lediglich mit einer kalten Lösung perfundiert und anschließend das Organ in Eis kühl gelagert. Diese Methode eignet sich natürlich auch für den Lufttransport.
Will man Nieren für 24h und länger konservieren, wird man auf eine kompliziertere Konservierungsmethode zurückgreifen. In jedem Falle sollte das Organ gekühlt und dabei gleichzeitig perfundiert werden. Für die maschinelle Langzeitkonservierung eignet sich die von uns experimentell erprobte hypotherme maschinelle Perfusionskonservierung unter Verwendung von hyperbarem Sauerstoff. Dieses Verfahren bietet eine Reihe von entscheidenen Vorteilen: Die Funktion des 24h konservierten Organes ist so gut, daß mit einer sofortigen Wiederaufnahme der Nierenfunktion nach Reimplantation des Konservates gerechnet werden kann. Zur maschinellen Langzeitperfusion benügt eine geringe Menge homologen Plasmas (250 ml), da das während der Konservierung ausgeschiedene Ultrafiltrat in den Perfusatkreislauf rezirkuliert. Mit der von uns entwickelten Methode einer maschinellen Perfusionskonservierung lassen sich im Experiment Nierenkonservierungszeiten bis zu 48h erzielen.

Zusammenfassung

Es wird über unterschiedliche Konservierungsverfahren berichtet, mit

denen sich Schweinenieren 24h und länger konservieren lassen. Das eine
Verfahren beruht auf der Anwendung von Hypothermie, maschineller Organperfusion und gleichzeitiger Sauerstoffüberdruckbehandlung. Für die maschinelle Perfusionskonservierung ist die Zusammensetzung des Perfusates
und die Durchströmungsrate der Niere in der Zeiteinheit von entscheidender Bedeutung. Die nach 24stündiger Konservierung reimplantierten Organe waren sofort in der Lage, das Leben der Versuchstiere zu erhalten,
wenn zur maschinellen Perfusion eine hyperosmolare, homologe Plamalösung Anwendung fand und die Perfusionsmenge 700 ml/h nicht überschritt. Die Zunahme des Nierengewichtes, der Anstieg des arteriellen
Gefäßwiderstandes, der Perfusatoxalattransaminase und -lactatdehydrogenase können zur Beurteilung der späteren Nierenfunktion herangezogen
werden.

Ebenfalls erstaunlich gute experimentelle Resultate ließen sich mit
einem vereinfachten Konservierungsverfahren erzielen. Hierbei wurden
die Nieren nach ihrer Entnahme mit einer heparinfreien, hyperosmolaren,
auf 0-2°C gekühlten Lösung über das arterielle Gefäßsystem perfundiert.
Anschließend wurden die Niere mit und ohne Sauerstoffüberdruck bei
2°C gekühlt. Wurde eine Konservierungsdauer von 24h nicht überschritten,
so produzierten die konservierten Nieren nach ihrer Reimplantation in
das Spendertier sofort soviel Harn, daß die noch vorhandene zweite
Niere des Versuchstieres in gleicher Sitzung entfernt werden konnte.
Aus diesen Versuchsergebnissen darf die Schlußfolgerung gezogen werden,
daß für eine kurzzeitige Konservierungsdauer bis zu 12h auf eine komplizierte maschinelle Perfusionskonservierung zugunsten der einfachen
Hypothermiekonservierung verzichtet werden kann.

Literaturverzeichnis

ACKERMANN, J.R. and BARNARD, C.N.:
Successful storage of kidneys.
Brit. J. Surg. 53:525 (1966)

ANDERSON, J.M.:
Hyperbaric bloodless perfusion of the kidney.
Brit. J. Surg. 53:802 (1966)

BELZER, F.O.; ASHBY, B.S. and DOWNES, G.L.:
Lactic acid dehydrogenase an an index of future
function of cadaver kidneys during isolated perfusion.
Surg. Forum 9:205 (1968)

BELZER, F.O.; ASHBY, B.S. and DUNPHY, J.E.:
24-hour and 72-hour preservation of canine kidneys.
Lancet ii:536 (1967)

BELZER, F.O.; ASHBY, B.S.; GULYASSY, P.F. and POWELL, M.:
Successful seventeenhour preservation and transplantation
of human-cadaver kidney.
New Engl. J. Med. 278:608 (1968)

BRETTSCHNEIDER, L.; DALOZE, P.M.; HUGUET, C.; PORTER, K.A.;
GROTH, C.G.; KASHIWAGI, N.; HUTCHISON, D.E. and STARZL, T.E.:
The use of combined preservation techniques for extended
storage of orthotopic liver homografts.
Surg. Gynec. Obstet. 126:263 (1968)

CASSIE, G.F.; COUCH, N.P.; DAMMIN, G.J. and MURRAY, J.E.:
Normothermic perfusion and replantation of the excised
dog kidney.
Surg. Gynec. Obstet. 109:721 (1959)

COLLINS, G.M.; BRAVO-SHUGARMAN, M. and TERASAKI, P.I.:
Kidney preservation for transportation.
Initial perfusion and 30 hours ice storage.
Lancet ii:1219 (1969a)

COLLINS, G.M.; BRAVO-SHUGARMAN, M. and TERASAKI, P.I.:
Kidney preservation for transportation.
Transplantation 8:821 (1969b)

DEMPSTER, W.J.; KOUNTZ, S.L. and JOVANOVIC, M.:
Simple kidney-storage technique.
Brit. med. J. i:407 (1964)

DREIKORN, K. und REGNER, W.:
Angiographische Untersuchungen während der maschinellen
Nierenkonservierung.
Verh. Ber. Dtsch. Ges. f. Urol. 24 Tgg., 13 - 16 Sept. 1972
Hannover, Springer Berlin Heidelberg (1973)

DREIKORN, K.:
Stand der Nierenkonservierung.
Mitt. Klin. Nephrologie II:21 (1973)

HARTLEY, L.C.; COLLINS, G.M. and CLUNIE, G.J.:
Kidney preservation for transportation: Function of 29 human-
cadaver kidneys preserved with an intracellular perfusate.
New Eng. J. Med. 285:1049 (1971)

HERRMANN, T.J.; TURCOTTE, J.G.; SLOAN, C.H. and O'DELL, C.W.:
Low flow perfusion dilute serum and hyperbaric oxygen in
the preservation of canine kidneys.
Invest. Urol. 7:493 (1970)

HITCHCOCK, C.R.; KISER, J.C.; TELANDER, R.C. and PETERSON, T.A.:
Effect of low molecular weight dextran on organ perfusion
and sludging.
Surgery 56:533 (1964)

HUMPHRIES, A.L.:
Organg preservation: a review.
Transplantation 5:1138 (1967)

HUMPHRIES, A.L.; RUSSEL, R.; GREGORY, J.; CARTER, R.H.
and MORETZ, W.H.:
Hypothermic perfusion of the canine kidney for 48 hours
followed by reimplantation.
Amer. J. Surg. 30:748 (1964)

HUSEMANN, B.:
Ein Gerät zur Perfusion von Kadavernieren.
Urologe 8:113 (1969)

IDRISS, F.S.:
Whole organ preservation for transplantation.
Surg. Clin. N. Amer. 47:29 (1967)

KANE, J.F. and EDWARDS, E.C.:
Renal vascular shutdown during perfusion of the
isolated kidney.
Brit. J. Urol. 38:664 (1966)

KIERFELD, G.:
Ein methodischer Beitrag zur Transplantation und Konservierung
von Nieren im Experiment am Miniaturschwein.
Habilitationsschrift, Essen 1971.

KIERFELD, G.:
Ein mobiles Gerät zur Nierenlangzeitkonservierung.
Urologe A 10:265 (1971)

KIERFELD, G.; MELLIN, P.; SCHWALM, E. und BREHMER, B.:
Erfolgreiche Nierenkonservierung bis zu 48 Stunden im
Experiment am Miniaturschwein.
Urol. int. 26:196 (1971)

KIERFELD, G.:
Zum gegenwärtigen Stand der experimentellen Nierenkonservierung.
Verh. Ber. Dtsch. Ges. f. Urol. 24 Tgg. 13.-16. Sept. 1972
Hannover, S. 213, Springer Berlin, Heidelberg (1973)

KIERFELD, G.; MELLIN, P.; and BREHMER, B.:
Kidney allotransplantation in miniature pigs.
Urol. Res. 1:88 (1973)

LADAGA, G.; NABSETH, D.C.; BESZNYAK, J.; HENDRY, W.F.;
Mc LEOD, G. and DETERLIN, R.A.:
Preservation of canine kidneys by hypothermia and hyperbaric
oxygen: long-term survival of autografts following 24-hour storage.
Ann. Surg. 163:553 (1966)

OLSSON, C.A.; BAUDITZ, W.; KISER, W.; NOSE, Y. and NAKAMOTO, S.:
Successful 24-hour canine kidney preservation.
J. Urol. Baltimore 101:386 (1970)

PAQUET, K.J. und VAHLENSIECK, W.:
Beeinflussung der Perfusion isolierter Nieren im Experiment durch
Ligatur eines akzessorischen Gefässes oder einer Segmentarterie.
Z. Urol. 60/1 (1967)

PARSONS, F.M.; MARKLAND, C.; RAPER, C. and FOX, M.:
Cadaveric renal transplantation.
Brit. med. J. 1:930 (1963)

RUDOLF, L.E. and MANDEL, ST.:
Supercooling, intermittend perfusion, and high pressure
oxygen in whole organ preservation.
Transplantation 5:1159 (1967)

SACKS, St. A.; PETRITSCH, P.H. and KAUFMANN, J.J.:
Canine kidney preservation using a new perfusate.
Lancet 1:1024 (1973)

SIMSO, L.A.; TELANDER, R.L. and HITCHCOCK, C.R.:
Hypertension following renal autografting in Kenya baboon.
Surg. Forum 14:170 (1963)

STARZL, T.E.:
Experience in renal transplantation.
Saunders, Philadelphia (1964)

STEVENS, L.E.; SWENSON, F.C. and FREEMAN, J.S.:
Preservation of kidneys in vitro.
Amer. J. Surg. 112:728 (1966)

STEYN, J.; MOBLEY, T.L. and SUWANAGUL, A.:
Factors influencing extracorporeal hypothermic perfusion
of the isolated canine kidney.
Brit. J. Urol. 38:657 (1966)

TANAKA, N.; STEVENS, L.E.; and TERASAKI, P.J.:
Storage and transport of 83 human kidneys by simple hypothermia.
Transplantation 12:348 (1971)

TELANDER, R.L.:
Prolonged normothermic perfusion of the isolated baboon
and sheep kidney with maintenance of function.
Surg. Forum 13:378 (1962)

VAHLENSIECK, W.; GÖDDE, St. und KOCH, W.:
Nierentransplantation im Experiment.
1. Transplantatkonservierung durch Unterkühlung und Osmodiurese.
Z. Urol. 59:641 (1966)

WATKINS, G.M.; PRENTISS, N.A. and COUCH, N.P.:
Successful 24-hour kidney preservation with simplified
hyperosmolar, hyperkalemic perfusate.
3rd. Int.Congr. Transpl. Soc., p. 63 (Zuid-Hollandsche
Boek-en Handelskrukkerij, The Hague 1970)

WESSEL, W.; VAHLENSIECK, W.; KOSUSZEK, W.;
PAQUET, K.J und GÖDDe, St.:
Mikroskopische Befunde nach verschiedenen Konservierungs-
verfahren der Niere.
Urol. int. 22:258 (1967)

WORTBERG, K.; KIERFELD, G.; SCHEIDT, J.;
HOLTERHOFF, W.; DRYDEN, P. and SCHREIBER, B.:
Simple procedures for long-term preservation of
kidneys in experiments with minipigs.
Urol. Res. (im Druck)

Anhang

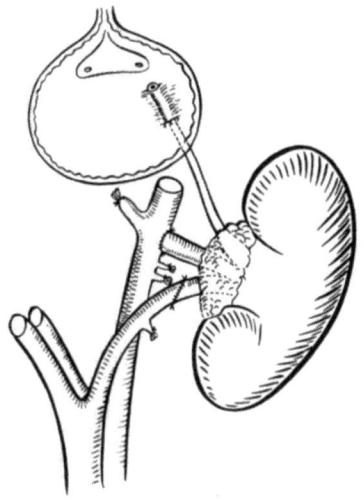

Abb. 1. Technik der Reimplantation der konservierten Niere:
End-zu-End-Anastomose der A. renalis mit der A. iliaca communis,
End-zu-Seit-Anastomose der V. renalis mit der V. iliaca communis,
Ureterocystoneostomie unter Bildung eines submukösen Schleimhaut-
tunnels (aus G. Kierfeld, P. Mellin und B. Brehmer: Kidney
allotransplantation in miniature pigs, Urol. Res. 1, 88, 1973)

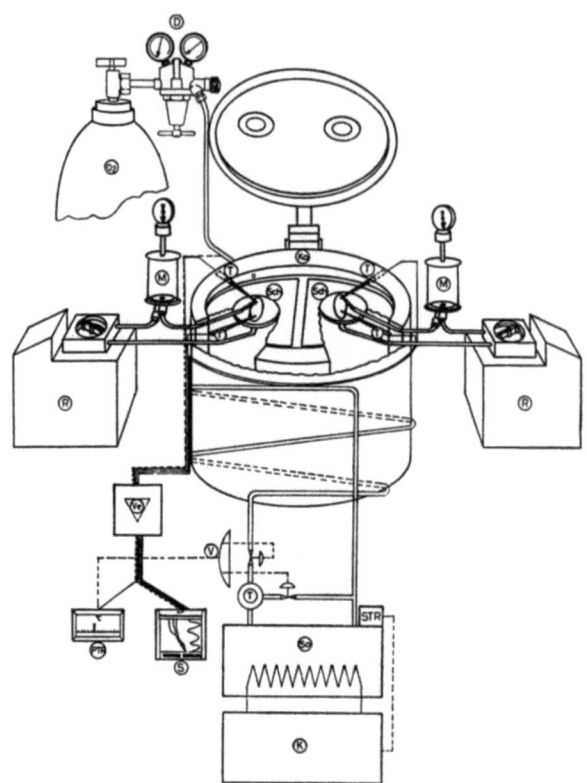

Abb. 2. Schematische Darstellung der von uns verwandten Konservierungseinheit mit der Möglichkeit zur gleichzeitigen Anwendung von O_2-Überdruck, Hypothermie und pulsatorischer Organperfusion. D=Druckminderer; K=Kältemaschine; Ko=Konservierungsgefäss; M=Monitor (nur bei Versuchen ohne O_2-Überdruck verwendbar) O_2=Sauerstoff; P=Kühlmittelpumpe; PTR=Temperaturregler; R=Rollenpumpe; Sch=Schale zur Aufbewahrung des Transplantates; S=Schreiber; So=Solebehälter; T= Temperaturfühler; V=Verdrahtung der Regelelemente; Ve=Verstärker.
(G. Kierfeld, P. Mellin, E. Schwalm und B. Brehmer: Erfolgreiche Nierenkonservierung bis zu 48 Stunden im Experiment am Miniaturschwein, Urol. int. 26, 196, 1971)

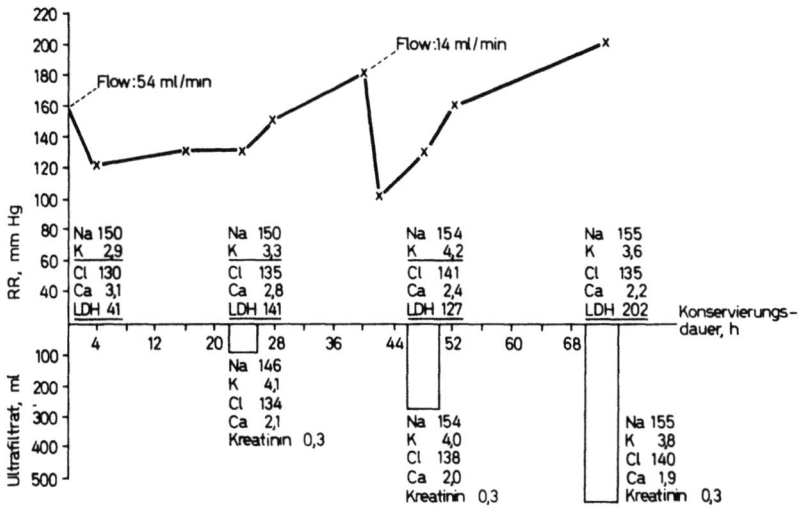

Abb. 3. Versuch Nr. 1:
In-vitro-Konservierung einer Niere über 72 h. Der arterielle
Gefässwiderstand sinkt nach Reduzierung der Flowrate, steigt
jedoch nach 72 h bis auf 200 mm Hg. Während der Konservierung
wurden insgesamt 960 ml Ultrafiltrat ausgeschieden. Anstieg
des Kalium- und LDH-Spiegels im Perfusat (Masseinheiten für
Natrium, Kalium, Chlor: mval/l, für Kalzium und Kreatinin mg%,
für Laktatdehydrogenase: mE/ml). Das Nierengewicht stieg
während der Konservierung von 82 auf 113 g.
(G. Kierfeld, Experimentelle Untersuchungen zur Nierenlangzeitkonservierung, Urol. int. 28, 236, 1973)

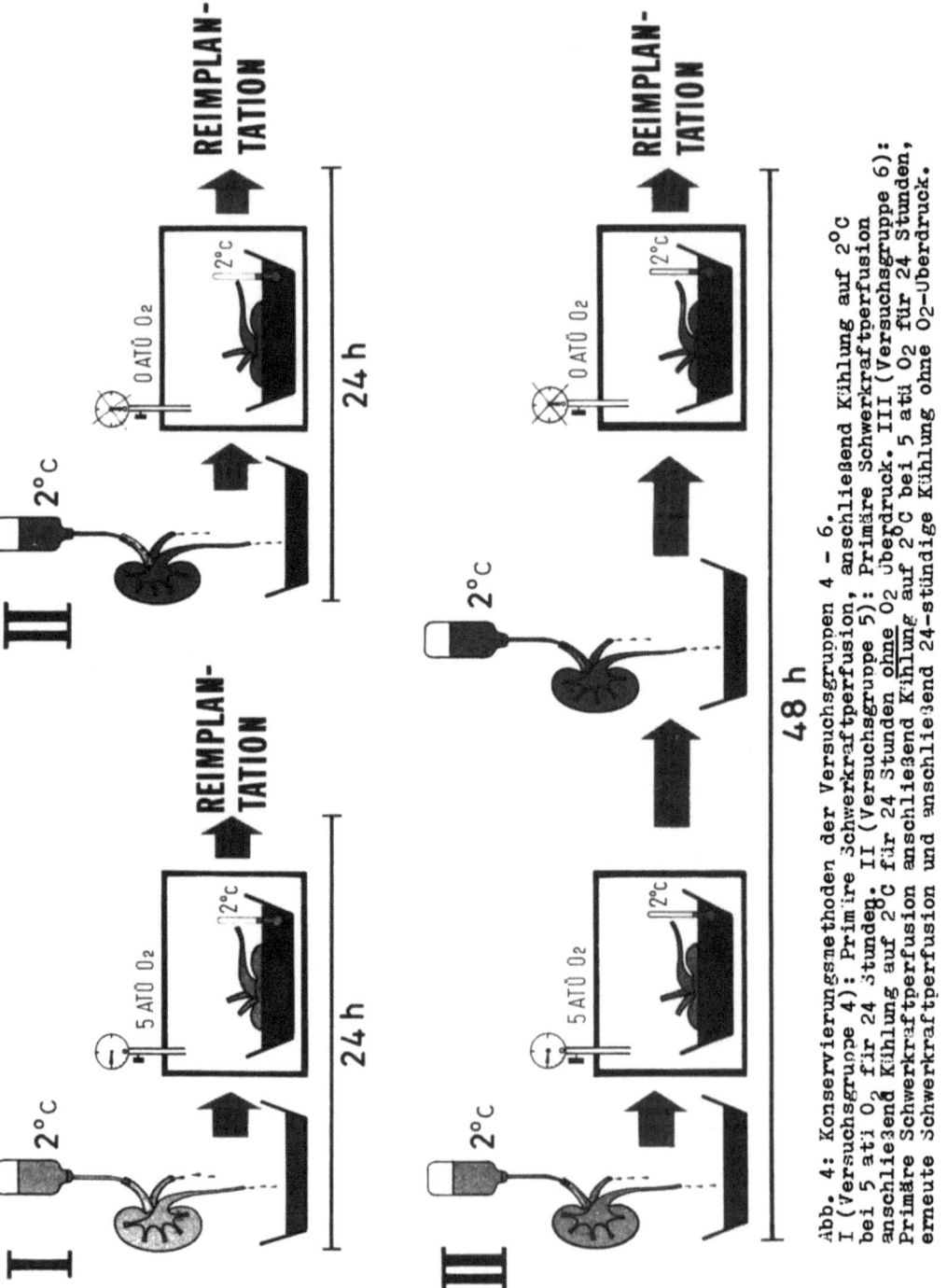

Abb. 4: Konservierungsmethoden der Versuchsgruppen 4 - 6.
I (Versuchsgruppe 4): Primäre Schwerkraftperfusion, anschließend Kühlung auf 2°C
bei 5 atü O_2 für 24 Stundeg. II (Versuchsgruppe 5): Primäre Schwerkraftperfusion
anschließend Kühlung auf 2°C für 24 Stunden ohne O_2 Überdruck. III (Versuchsgruppe 6):
Primäre Schwerkraftperfusion anschließend Kühlung auf 2°C bei 5 atü O_2 für 24 Stunden,
erneute Schwerkraftperfusion und anschließend 24-stündige Kühlung ohne O_2-Überdruck.

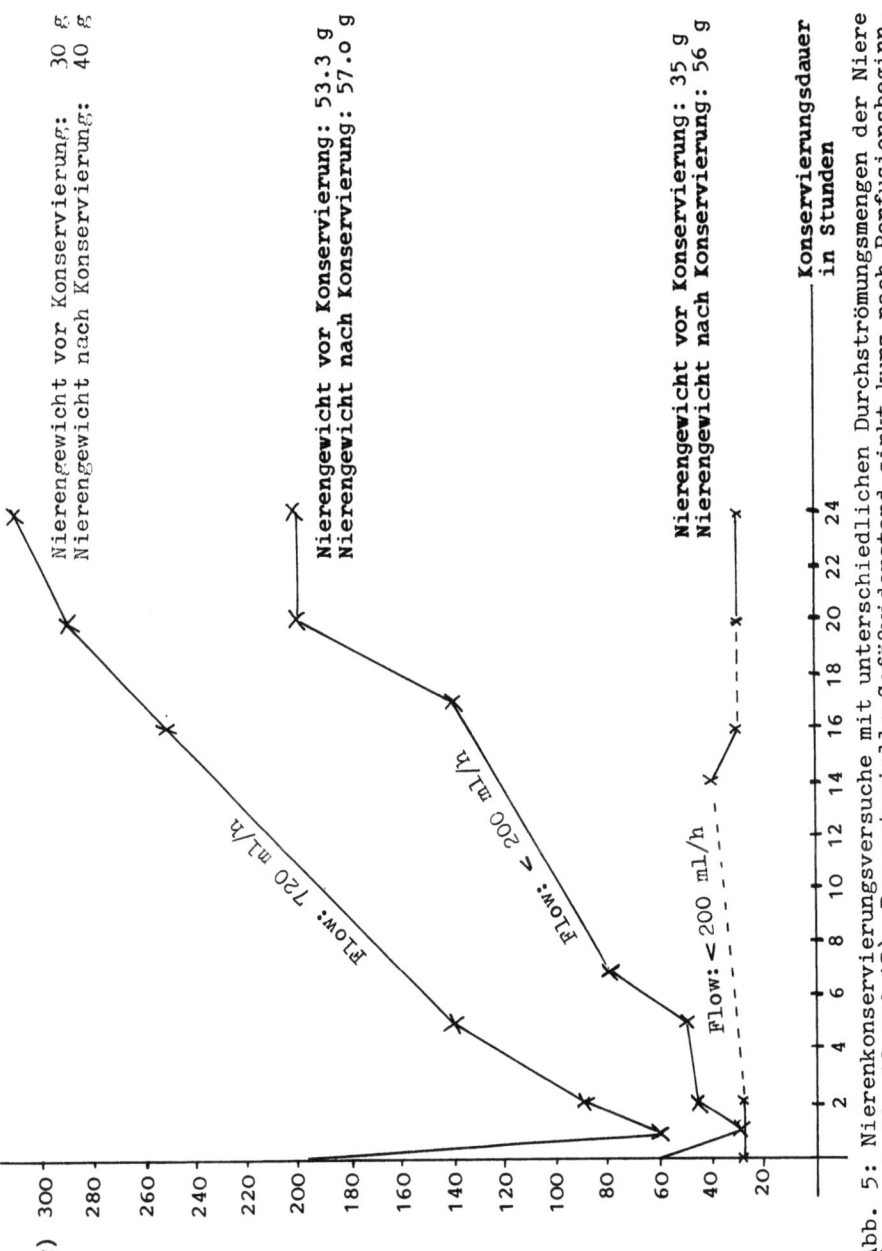

Abb. 5: Nierenkonservierungsversuche mit unterschiedlichen Durchströmungsmengen der Niere (Versuch 10, 12 und 15). Der arterielle Gefäßwiderstand sinkt kurz nach Perfusionsbeginn, um in Abhängigkeit der Flowraten anzusteigen. Sehr geringe arterielle Widerstände traten bei der intermittierenden Perfusion des Transplantates (untere Kurve) auf.

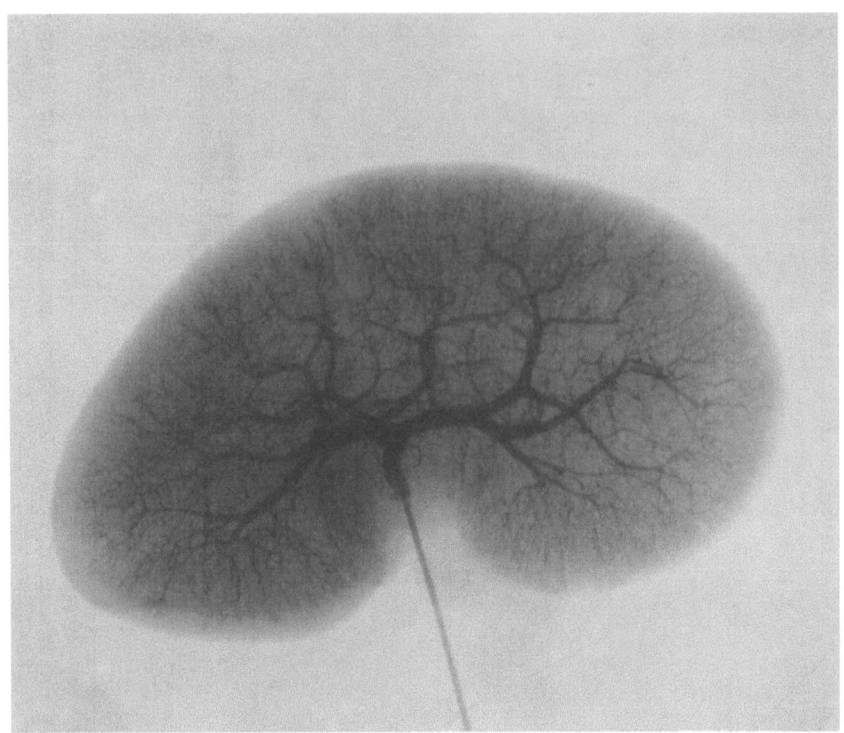

Abb. 6: Angiogramm einer Niere, die 72 Stunden mit einer hyperosmolaren homologen Plasmalösung perfundiert wurde (800 ml/h). Neben den Aa. interlobares kommen auch die Aa. lobulares deutlich zur Darstellung. Eine Läsion des arteriellen Gefäßsystems läßt sich nicht nachweisen. (Versuch Nr. 16)

Tabelle I. Angaben über die Konservierungsart.
Versuchsserie 1 (Versuch 1- 5), maschinelle Perfusion der Niere mit Perfusionslösung.1.
Versuchsserie 2 (Versuch 6-15), maschinelle Perfusion der Niere mit Perfusionslösung 2.
Versuchsserie 3 (Versuch 16-20), maschinelle Perfusion der Niere mit Perfusionslösung 3.
Versuchsserie 4 (Versuch 21-24), Primärperfusion mit anschließender Kühlung und O_2-Überdruck Behandlung.
Versuchsserie 5 (Versuch 25-28), Primärperfusion mit anschließender Kühlung.
Versuchsserie 6 (Versuch 29-34), Primärperfusion mit anschließender Kühlung und O_2-Überdruck Behandlung für 24 h und einfache Kühllagerung für weitere 24 h.

Versuch Nr.	Versuchsdauer	O_2-Druck, atü	Flowrate	Oberflächentemperatur, °C	Reimplantationsergebnis
1	3 Tage	∅	54 ml/min.	8	nicht reimplantiert
2	4 Tage	∅	54 ml/min.	8,5	nicht reimplantiert
3	3 Tage	5	50 ml/min.	4,5	arterielle Thrombose
4	3 Tage	5	50 ml/min.	4,5	arterielle Thrombose
5	24 h	5	50 ml/min.	5	arterielle Thrombose
6	24 h	5	54 ml/min.	9	arterielle Thrombose
7	24 h	5	50 ml/min.	4,5-8	Nachblutung nach Heparinisierung
8	24 h	5	50 ml/min.	2-3	venöse Thrombose
9	24 h	5	600 ml/h.	3	arterielle Thrombose
10	24 h	∅	720 ml/h	5	nicht reimplantiert
11	24 h	5	720 ml/h	3	arterielle Thrombose
12	24 h	∅	200 ml/h	3	nicht reimplantiert
13	24 h	5	intermittierend 600 ml/h	3	Überlebenszeit: 62 Tage (narbige Stenose der arteriellen Anastomose
14	24 h	6	intermittierend 600 ml/h	3	arterielle Thrombose
15	24 h	∅	intermittierend 200 ml/h	3	nicht reimplantiert
16	72 h	∅	700 ml/h	3	nicht reimplantiert
17	24 h	5	600 ml/h	2	Überlebenszeit: 26 Tage (Harnleiterstenose)
18	24 h	5	600 ml/h	2	Überlebenszeit: 5 Tage (Dünndarmileus)
19	24 h	5	600 ml/h	3	Tötung nach 1,5 Jahr.
20	48 h	5	600 ml/h	3	Tötung nach 1,5 Jahr.

Fortsetzung der Tab. I.

Versuch Nr.	Versuchs- dauer	O_2- Druck, atü	Flowrate	Oberflächen- temperatur, $°C$	Reimplantations- ergebnis
21	24 h	5	∅	2	Tötung nach 6 Monat.
22	24 h	5	∅	2	" " " "
23	24 h	5	∅	2	" " " "
24	24 h	5	∅	2	" " " "
25	24 h	∅	∅	2	" " " "
26	24 h	∅	∅	2	" " " "
27	24 h	∅	∅	2	" " " "
28	24 h	∅	∅	2	" " " "
29	48 h	5 u. ∅	∅	2	" " " "
30	48 h	5 u. ∅	∅	2	" " " "
31	48 h	5 u. ∅	∅	2	" " " "
32	48 h	5 u. ∅	∅	2	" " " "
33	48 h	5 u. ∅	∅	2	" " " "
34	48 h	5 u. ∅	∅	2	" " " "

Tabelle II. Elektrolyt-, LDH-, GOT-Spiegel im Perfusat vor und nach der Konservierung, Nierengewichte vor und nach der Konservierung, Versuchsgruppe 1 – 3.

	Versuchsgruppe 1							Versuchsgruppe 2		Versuchsgruppe 2 (Fortsetzung)							Versuchsgruppe 3				
	Versuch Nr.									Versuch Nr.											
	1	2	3	4	5	6	7	8	9	10	11	12	13	14	15	16	17	18	19	20
Kaliumspiegel im Perfusat vor und nach Nierenkonservierungsversuchen																					
Kalium mval/l vor Perfusion	ø	2,9	ø	2,65	2,6	2,65	ø	7,8	3,0	ø	3,8	ø	3,4	2,7	ø	6,5	ø	6,2	5,4	4,5
Kalium mval/l nach Perfusion	4,6	3,6	4,0	3,70	3,9	ø	ø	10,0	6,5	6,3	6,3	ø	9,0	5,8	ø	17,0	ø	45,0	30,0	ø
Kaliumdifferenz	ø	0,7	ø	1,05	1,3	ø	ø	2,2	3,5	ø	2,5	ø	5,6	3,1	ø	10,5	ø	38,8	24,6	ø
Natriumspiegel im Perfusat vor und nach Nierenkonservierungsversuchen																					
Natrium mval/l vor Perfusion	ø	150,0	ø	149,0	200,0	153,0	ø	151,0	159,0	ø	154,0	ø	140,5	157,0	ø	84,0	ø	97,0	157,5	151,0
Natrium mval/l nach Perfusion	164,0	155,0	143,0	151,0	167,0	ø	ø	146,0	153,0	162,0	150,0	ø	167,0	149,0	ø	135,0	ø	84,0	121,5	118,0
Natriumdifferenz	ø	5,0	ø	2,0	-33,0	ø	ø	-5,0	-6,0	ø	-4,0	ø	26,5	-8,0	ø	51,0	ø	-13,0	-36,0	-33,0
Chlorspiegel im Perfusat vor und nach Nierenkonservierungsversuchen																					
Chlor mval/l vor Perfusion	ø	130,0	ø	119,0	129,0	110,0	ø	101,0	109,0	ø	105,0	ø	114,0	107,0	ø	40,0	ø	40,0	60,0	ø
Chlor mval/l nach Perfusion	136,0	135,0	119,0	137,0	131,0	ø	ø	103,0	108,0	110,0	106,0	ø	112,0	109,0	ø	70,0	ø	40,0	60,0	ø
Chlordifferenz	ø	5,0	ø	18,0	2,0	ø	ø	2,0	-1,0	ø	1,0	ø	2,0	2,0	ø	30,0	ø	0,0	0,0	ø
LDH-Spiegel im Perfusat vor und nach Nierenkonservierungsversuchen																					
LDH mEq/ml vor Perfusion	ø	41,0	ø	502,0	8,4	ø	ø	207,5	101,5	ø	110,2	ø	67,1	84,1	ø	402,9	ø	145,9	275,0	155,0
LDH mEq/ml nach Perfusion	ø	202,0	502,0	714,0	875,0	ø	ø	504,0	376,0	183,2	183,2	ø	212,5	243,6	ø	428,4	ø	145,9	351,6	212,0
LDH-Differenz	ø	161,0	ø	212,0	866,6	ø	ø	296,5	274,5	ø	73,2	ø	145,4	159,5	ø	25,8	ø	0,0	76,6	57,0
GOT-Spiegel im Perfusat vor und nach Nierenkonservierungsversuchen																					
GOT mEq/ml vor Perfusion	ø	ø	ø	16,9	5,5	ø	ø	3,6	4,5	ø	6,0	ø	4,1	4,5	ø	28,2	ø	4,1	13,9	7,3
GOT mEq/ml nach Perfusion	14,9	29,4	147,0	33,0	13,5	ø	ø	52,0	160,0	172,8	11,0	ø	38,8	22,6	ø	46,8	ø	5,5	17,9	38,0
GOT-Differenz	ø	ø	ø	16,1	8,0	ø	ø	48,4	155,5	ø	5,0	ø	34,7	18,1	ø	18,6	ø	1,4	4,0	30,7
Nierengewicht vor und nach Nierenkonservierungsversuchen																					
Nierengewicht g vor Perfusion	62,0	82,3	42,0	43,2	51,5	47,0	58,5	50,3	38,0	30,0	42,7	53,3	52,7	35,0	35,0	100,0	100,0	80,0	95,0	98,0
Nierengewicht g nach Perfusion	94,0	113,0	67,4	83,4	96,0	74,0	107,0	89,0	58,0	40,0	47,0	57,0	72,0	56,5	56,0	115,0	78,5	92,0	91,0	113,0
Gewichtsdifferenz	32,0	30,7	25,4	40,2	44,5	27,0	48,5	38,7	20,0	10,0	4,3	3,7	19,3	21,5	21,0	15,0	-21,5	12,0	-4,0	15,0

(G. Kierfeld, P. Mellin, E. Schwalm und B. Brehmer: Erfolgreiche Nierenkonservierung bis zu 48 Stunden im Experiment am Miniaturschwein, Urol. int. 26, 196, *1971*)

Tab. III. Ergebnisse der Versuchsgruppen 4-6,
Kreatinin im Serum 3 bzw. 4 Wochen
nach Reimplantation der konservierten Niere.

	Gruppe 4 n=4 nach 3 Wo.	Gruppe 5 n=4 nach 4 Wo.	Gruppe 6 n=6 nach 3 Wo.
Kreatinin mg%	1,7 1,4 1,1 1,0	2,0 1,9 1,0 0,8	6,5 2,1 1,9 10,0 1,5 0,9
	M=1,3 s=±0,14	M=1,4 s=±0,3	M=3,8 s=±1,5

Tab. IV. Ergebnisse der Versuchsgruppen 4-6,
Harnstoff-N im Serum 3 bzw. 4 Wochen
nach Reimplantation der konservierten Niere.

	Gruppe 4 n=4 nach 3 Wo.	Gruppe 5 n=4 nach 4 Wo.	Gruppe 6 n=6 nach 3 Wo.
Harnstoff-N mg%	23 12 16 11	21 45 10 11	176 38 22 100 15 7
	M=15,5 s=± 2,7	M=22 s=± 8	M=61 s=± 27

Tab. V. Ergebnisse der Versuchsgruppen 4-6,
Elektrolyte (Na, K, Cl) im Serum 3 bzw. 4
Wochen nach Reimplantation der konservierten Niere

	Gruppe 4 n=4 nach 3 Wo.			Gruppe 5 n=4 nach 4 Wo.			Gruppe 6 n=6 nach 3 Wo.		
Elektrolyte mval/l Na K Cl	141 140 143 137	3,9 4,5 5,0 4,1	96 100 98 101	142 136 142 139	4,3 5,1 3,7 4,3	98 92 98 94	148 143 142 133 137 144	5,6 4,6 4,7 7,7 4,3 6,3	104 100 108 76 96 101
	M=140 s=±1,3	4,4 0,25	99 1,1	M=140 1,4	4,4 0,4	96 1,5	M=141 2,2	5,5 0,5	98 4,6

Tab. VI. Ergebnisse der Versuchsgruppen 4-6,
Harnmengen (ml/24 h) 3 bzw. 4 Wochen nach
Reimplantation der konservierten Nieren

	Gruppe 1 n=4 nach 3 Wo.	Gruppe 2 n=4 nach 4 Wo.	Gruppe 3 n=6 nach 3 Wo.
Urinmenge ml/24 h	5 300 6 400 5 900 4 400	3 000 2 850 2 300 2 600	3 400 4 200 5 400 2 000 1 000 4 600
	M=5500 s=± 430	M=2800 s=± 360	M=3430 s=± 680

Tab. VII. Ergebnisse der Versuchsgruppen 4-6, Nierengewichte bei Organentnahme und 6 Monate nach Reimplantation

	Gruppe 4 n=4		Gruppe 5 n=4		Gruppe 6 n=6	
Nierengewichte	99	312	104	171	118	90
bei Organentnahme	140	196	61	165	110	148
und bei Sektion	101	237	72	109	101	1122
6 Mon. pop. in g	109	246	80	211	133	81
					83	183
					90	128
	M=112	248	M= 80	164	M=106	125
	s=±10	13	s=± 9	30	s=± 7,5	24

Forschungsberichte des Landes Nordrhein-Westfalen

Herausgegeben im Auftrage des Ministerpräsidenten Heinz Kühn
vom Minister für Wissenschaft und Forschung Johannes Rau

Sachgruppenverzeichnis

Acetylen · Schweißtechnik
Acetylene · Welding gracitice
Acétylène · Technique du soudage
Acetileno · Técnica de la soldadura
Ацетилен и техника сварки

Arbeitswissenschaft
Labor science
Science du travail
Trabajo científico
Вопросы трудового процесса

Bau · Steine · Erden
Constructure · Construction material ·
Soilresearch
Construction · Matériaux de construction ·
Recherche souterraine
La construcción · Materiales de construcción ·
Reconocimiento del suelo
Строительство и строительные материалы

Bergbau
Mining
Exploitation des mines
Minería
Горное дело

Biologie
Biology
Biologie
Biologia
Биология

Chemie
Chemistry
Chimie
Química
Химия

Druck · Farbe · Papier Photographie
Printing · Color · Paper · Photography
Imprimerie · Couleur · Papier · Photographie
Artes gráficas · Color · Papel · Fotografía
Типография · Краски · Бумага · Фотография

Eisenverarbeitende Industrie
Metal working industry
Industrie du fer
Industria del hierro
Металлообрабатывающая промышленность

Elektrotechnik · Optik
Electrotechnology · Optics
Electrotechnique · Optique
Electrotécnica · Optica
Электротехника и оптика

Energiewirtschaft
Power economy
Energie
Energía
Энергетическое хозяйство

Fahrzeugbau · Gasmotoren
Vehicle construction · Engines
Construction de véhicules · Moteurs
Construcción de vehículos · Motores
Производство транспортных средств

Fertigung
Fabrication
Fabrication
Fabricación
Производство

Funktechnik · Astronomie
Radio engineering · Astronomy
Radiotechnique · Astronomie
Radiotécnica · Astronomía
Радиотехника и астрономия

Gaswirtschaft
Gas economy
Gaz
Gas
Газовое хозяйство

Holzbearbeitung
Wood working
Travail du bois
Trabajo de la madera
Деревообработка

Hüttenwesen · Werkstoffkunde
Metallurgy · Materials research
Métallurgie · Matériaux
Metalurgia · Materiales
Металлургия и материаловедение

Kunststoffe
Plastics
Plastiques
Plásticos
Пластмассы

Luftfahrt · Flugwissenschaft
Aeronautics · Aviation
Aéronautique · Aviation
Aeronáutica · Aviación
Авиация

Luftreinhaltung
Air-cleaning
Purification de l'air
Purificación del aire
Очищение воздуха

Maschinenbau
Machinery
Construction mécanique
Construcción de máquinas
Машиностроительство

Mathematik
Mathematics
Mathématiques
Matemáticas
Математика

Medizin · Pharmakologie
Medicine · Pharmacology
Médecine · Pharmacologie
Medicina · Farmacologia
Медицина и фармакология

NE-Metalle
Non-ferrous metal
Metal non ferreux
Metal no ferroso
Цветные металлы

Physik
Physics
Physique
Física
Физика

Rationalisierung
Rationalizing
Rationalisation
Racionalización
Рационализации

Schall · Ultraschall
Sound · Ultrasonics
Son · Ultra-son
Sonido · Ultrasónico
Звук и ультразвук

Schiffahrt
Navigation
Navigation
Navegación
Судоходство

Textilforschung
Textile research
Textiles
Textil
Вопросы текстильной промышленности

Turbinen
Turbines
Turbines
Turbinas
Турбины

Verkehr
Traffic
Trafic
Tráfico
Транспорт

Wirtschaftswissenschaften
Political economy
Economie politique
Ciencias economicas
Экономические науки

Einzelverzeichnis der Sachgruppen bitte anfordern

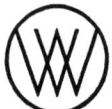

Westdeutscher Verlag GmbH
- Auslieferung Opladen -
567 Opladen, Postfach 1620

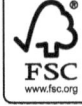

MIX
Papier aus verantwortungsvollen Quellen
Paper from responsible sources
FSC® C105338

If you have any concerns about our products,
you can contact us on
ProductSafety@springernature.com

In case Publisher is established outside the EU,
the EU authorized representative is:
**Springer Nature Customer Service Center GmbH
Europaplatz 3, 69115 Heidelberg, Germany**

Printed by Libri Plureos GmbH
in Hamburg, Germany